Dr Jean RABOT

Interne des Hôpitaux de Lyon.

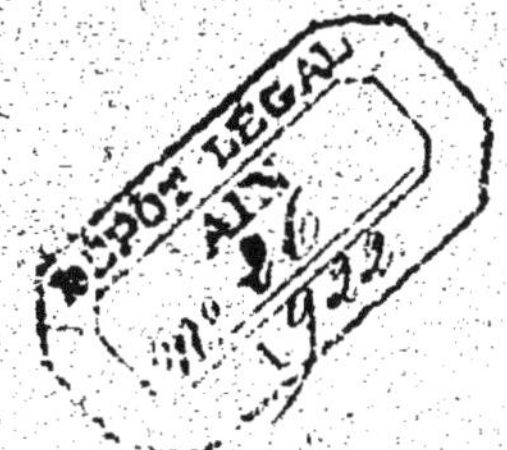

Le Pneumothorax

dans la

Pneumonie franche

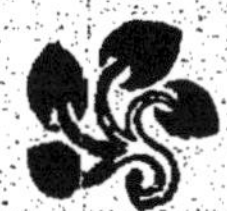

TRÉVOUX
IMPRIMERIE J. JEANNIN
1922

LE PNEUMOTHORAX

DANS LA PNEUMONIE FRANCHE

Dʳ Jean RABOT

Interne des Hôpitaux de Lyon.

Le Pneumothorax

dans la

Pneumonie franche

TRÉVOUX
IMPRIMERIE J. JEANNIN
1922

A LA MÉMOIRE DE MON PÈRE

Le Docteur François RABOT
Médecin des Hôpitaux de Lyon,

AVANT-PROPOS

Historique de la question.

Si l'on prononce côte à côte ces deux mots : pneumothorax et pneumonie franche, il semble à première vue que ce soit pour les opposer. Cependant, notre but est de montrer qu'il y a lieu parfois de les associer, nous appuyant pour cela sur des faits cliniques. Encore faut-il établir une distinction : il ne s'agit plus de pneumonie franche, lorsque le bloc d'hépatisation, ramolli, transformé en une poche purulente, crève dans la plèvre, qui se remplit alors de pus, et de l'air que laisse pénétrer la communication interpleuro-pulmonaire ainsi établie. Ce dernier cas, plus fréquent, nous l'écartons dès l'abord, pour bien montrer que ce n'est pas lui que nous avons présent à l'esprit, et que c'est bien la concomitance d'un pneumothorax et d'une pneumonie lobaire aiguë en pleine évolution que nous voulons envisager.

Ce parallélisme est-il possible ?

A considérer les connaissances actuelles sur la

nature et la pathogénie de l'une et l'autre de ces affections, il semble théoriquement que non : d'un côté, voici un processus inflammatoire qui laisse envahir par le sang des capillaires les alvéoles, transforme ainsi toute une partie du poumon en une masse dense, solide, qui ne se laisse plus pénétrer par le courant inspiratoire et qui, en somme, ne participe plus aux phénomènes de la respiration ; bien plus, la plèvre, au moins dans sa partie immédiatement attenante au lobe hépatisé, présente elle aussi des réactions inflammatoires ; souvent même, elle se couvre de fausses membranes qui viennent la renforcer ; — d'un autre côté, voici un accident qui, créant une brèche dans la plèvre viscérale, met en communication la cavité, jusque-là étanche et virtuelle de la plèvre, avec le tissu pulmonaire, les alvéoles ouvertes et les extrêmes ramifications des bronches ; l'air inspiré pénètre dans cette cavité, la remplit, et le poumon, éponge d'air, se vide et se rétracte : le pneumothorax est constitué. Cette dernière affection suppose donc un poumon perméable à l'air, rétractile, une pression alvéolaire forte, et une plèvre peu résistante ; or, la pneumonie, avec son bloc dense, imperméable à l'air, non rétractile, sa plèvre épaissie, ne se prête guère à la production d'un pneumothorax.

La littérature médicale met-elle en défaut la logique de l'esprit et prouve-t-elle une fois de plus l'aphorisme du poète : « Le vrai peut quelquefois n'être pas vraisemblable ? » Les discussions sur ce sujet s'amorcèrent dans la deuxième moitié du XIXe

siècle, et en Angleterre, GRAVES, HUDSON, STOKES, en particulier, publièrent des observations, où ils décrivaient l'apparition de symptômes de pneumothorax au cours de la pneumonie franche. Graves, le premier, publia en 1835 un « cas remarquable » (dit Stokes), de pneumonie avec « bruit de soufflet » dans toute la poitrine ; un peu plus tard, il décrivit un pneumothorax chez un enfant, lequel, atteint de pneumonie, présenta un refoulement du cœur à droite, sans épanchement liquide de la plèvre, et accompagné d'une zone de sonorité dans la région cardiaque. Postérieurement à la publication des documents de Graves, Hudson signala trois cas identiques de sonorité tympanique chez des pneumoniques en pleine évolution. Stokes, qui rapporte ces faits, met en doute l'existence du pneumothorax chez le deuxième malade d'Hudson ; quand aux deux autres, il les revendique pour des malades de son service du Meath Hospital, et affirme que — comme l'autopsie le prouva dans les deux cas — il ne s'attendait nullement à trouver ce qu'Hudson avait décrit, et que ce dernier lui avait attribué un diagnostic qu'il n'avait jamais posé. Lui-même cite le cas d'un de ses malades qui, au cours d'une pneumonie à forme typhoïde, présenta, pendant une demi-journée, de la sonorité dans toute la partie inférieure de l'hémithorax en cause.

Dans toutes ces observations, les auteurs anglais, aussi bien Graves et Hudson que Stokes, admettaient l'existence possible d'un épanchement gazeux dans la cavité pleurale, mais ils lui assignaient comme

origine, une exhalaison de l'air du poumon à travers
la plèvre viscérale. En France, Grisolle, dans son
traité sur la pneumonie, en 1864, reprend les observations des anglais, et tout en accordant quelque
crédit au talent observateur de Graves, crée la possibilité d'un pneumothorax sans perforation du parenchyme pulmonaire et de la plèvre, et arrive à conclure : « Nul ne défend plus aujourd'hui l'idée d'un
pneumothorax venant compliquer la maladie (la
pneumonie) » ; et il se rallie à l'opinion de Skoda,
que la sonorité que l'on peut souvent remarquer est
d'une nature particulière, et due à l'absence d'air
dans une partie du poumon.

Il faut ensuite venir jusqu'à nos jours pour trouver
dans les traités, des renseignements sur la complication possible de la pneumonie par le pneumothorax.
Beaucoup n'en parlent pas, et ceux qui en font men-
tion n'effleurent ce sujet que pour nier l'existence du
fait, en termes aussi catégoriques que ceux de Grisolle. La grande statistique du pneumothorax ne
signale pas un seul exemple de pneumothorax dû à
une pneumonie franche en évolution. Cependant,
l'auteur contemporain le plus qualifié en la matière,
M. Gailliard, est loin d'être aussi absolument négatif.
Dans ses divers travaux sur le pneumothorax, il
admet que cette affection peut se voir au cours d'une
pneumonie. Il établit même une distinction et envi-
sage des pneumothorax graves et des pneumothorax
bénins. Les premiers sont ceux que nous avons déjà
éliminés, c'est l'ouverture dans la plèvre d'une collection purulente d'origine pneumonique; les seconds

sont précisément ceux que nous voulons étudier : pneumothorax banaux, mais survenant chez des pneumoniques, et l'évolution des deux maladies se faisant selon deux lignes strictement parallèles. MM. MÉNÉTRIER et STÉVENIN se rangent à l'avis de M. Gailliard, et ils citent à l'appui une très belle observation que publia le premier d'entre eux, avec M. Pascano, en 1905. M. DESJARDINS, en 1900, consacra sa thèse à l'étude du pneumothorax dans la pneumonie et la broncho-pneumonie. Tout récemment, MM. BOUCHUT et CONTAMIN observèrent un cas parfaitement net.

C'est sur cette dernière observation — due à la bienveillance de notre Maître, M. BOUCHUT — que nous baserons ce travail. Nous y joindrons le cas publié par MM. Ménétrier et Pascano ; et enfin trois observations : l'une de RODSAJEWSKI, l'autre de HIRSCHFELD ; la troisième est une de celles publiées par Graves, la seule qui semble concluante, dans l'ensemble des publications des auteurs anglais. A l'aide de ces observations, et en nous basant strictement sur elles, nous essaierons de faire le tableau clinique de l'affection ; nous y ajouterons quelques lignes d'essais sur la pathogénie obscure du pneumothorax évoluant au cours d'une pneumonie franche.

CHAPITRE PREMIER

Observations.

***

1. **Pneumothorax ayant évolué parallèlement avec un foyer de pneumonie banale. Guérison très rapide. (Drs Bouchut et Condamin).**

P..., Marcel, 24 ans, manœuvre.

Entré le 23 novembre 1920 dans la salle St-Pierre de l'Hôpital St-Pothin, pour des accidents dyspnéïques et un point de côté survenu brusquement deux jours auparavant.

Il y a peu de chose à retenir dans les antécédents du malade : une rougeole dans l'enfance. Il a fait la guerre en entier et a eu deux blessures sans gravité, l'une à la jambe, l'autre à la tête, sans pénétration. En 1918, il a eu la grippe sans accidents pulmonaires sérieux, en particulier sans hémoptysie. Cependant P... dit que, depuis plusieurs mois, il était atteint d'une toux à manifestation surtout nocturne, s'accompagnant d'un peu de dyspnée, sans qu'il y ait eu jamais ni anorexie, ni amaigrissement, sans trouble quelconque de son état général.

Il nie toute spécificité, tout éthylisme, et se trouvait en somme dans un état de santé assez bon, lorsqu'il fut pris, brusquement, il y a deux jours, d'un point de côté violent et d'une dyspnée intense. Il n'a pas ressenti de grand frisson lorsque survinrent ces accidents.

A l'examen. — Malade maigre, mais ce serait son état

habituel. La dyspnée est considérable, et les efforts respiratoires qu'il fait, le couvrent de sueur.

Thorax. — Le hémithorax droit ne montre rien d'anor-
mal. Du côté gauche, au contraire, on constate une immobilité absolue.

La percussion pratiquée de haut en bas, en avant et en
arrière successivement, donne une sonorité d'un timbre
plus élevé que la normale, sans qu'on puisse cependant
parler de matité ou même de submatité.

A la palpation, la main ne perçoit les vibrations vocales
que sous la clavicule en avant, et, en arrière, dans les fosses
sus et sous-épineuses seulement, jusqu'à la pointe de l'omo-
plate ; encore ne s'agit-il que d'une sensation faiblement
perceptible. Dans l'aisselle et à la base, on ne perçoit rien.

Auscultation. — L'obscurité respiratoire est presque
absolue. Le murmure vésiculaire ne s'entend que dans la
fosse sus-épineuse, où il est d'ailleurs très affaibli.

En aucun point on ne constate d'éclat de la toux ou de la
voix.

A la base, on entend un souffle léger, à caractère amphorique ; le même souffle existe, et avec plus de netteté, dans
l'aisselle.

Quand on place l'oreille, soit en avant, au niveau de
l'extrémité interne de la clavicule, soit en arrière, dans la
fosse sus-épineuse, on entend, à la fin de chaque inspira-
tion, un tintement métallique très net. La constatation de
ce symptôme conduit à la recherche du bruit d'airain, que
l'on trouve dans toute la hauteur de l'hémithorax gauche.
Il n'existe pas de succussion hippocratique, mais il faut
noter que la recherche de ce signe exagère la netteté du tintement métallique. Le malade ne présente pas de clapotage stomacal qui puisse faire attribuer à ce tintement une
origine gastrique.

L'auscultation du poumon droit ne révèle rien d'anor-
mal ; il n'y a pas de foyer pneumonique, mais seulement
une respiration supplémentaire, à type puéril. Le tintement
métallique se transmet à l'extrême base droite, très assourdi.

Le cœur a sa pointe dans le 5e espace sous le mamelon ;
il n'a donc pas subi de déviation : les bruits sont normaux
et bien frappés.

Le foie est normal.

L'estomac semble remonter un peu haut ; la sonorité gastrique atteint la 5ᵉ côte.

La rate ne déborde pas les fausses côtes.

Les urines ne contiennent ni sucre ni albumine.

Le système nerveux a des réactions normales.

La température est de 39°5.

Le 24 novembre 1920. — Le malade a fait une chute de température, 38° ce matin, coïncidant avec une abondante diurèse et une crise sudorale très marquée.

Examen radioscopique. — Les constatations radioscopiques d'un précédent examen avaient fait porter le diagnostic probable de pneumonie massive. Celles d'aujourd'hui sont très différentes, et en faveur d'un hydropneumothorax coïncidant avec une masse pulmonaire à contours arrondis qui peut être, soit un kyste hydatique, soit une masse pneumonique. Dans la première hypothèse, le kyste se serait rompu assez brusquement et cet accident expliquerait l'allure aiguë des phénomènes actuels.

Ponctions exploratrices. — Des ponctions exploratrices, répétées en arrière, en avant et sur des points repérés à l'écran, restent négatives.

Le 29 novembre 1920. — Les signes radioscopiques sont quelque peu modifiés. Même image du pneumothorax, mais la masse grise, à contours très réguliers, et de teinte très sombre, s'est totalement modifiée comme aspect. A présent, il existe, dans le milieu du champ pulmonaire gauche, une ombre de teinte grisâtre rappelant le triangle pneumonique, sauf qu'on ne voit pas la partie pointue habituelle se dirigeant vers le hile. D'autre part, la base, plus dense, touche aujourd'hui la paroi, et c'est au-dessous d'elle, tout à fait en dehors et en bas, que l'on a l'image du pneumothorax.

En légère OAG, l'image du pneumothorax devient plus évidente. On a une tache claire conique de 5 centimètres environ, au dessous de laquelle se trouve, au milieu d'une teinte grise générale, une ombre beaucoup plus dense, rappelant comme calibre et comme forme, une ombre d'œsophage plein de liquide, un peu dilaté. L'extrémité inférieure de l'ombre touche le diaphragme qu'il est possible de reconnaître à une aérocolie marquée de l'angle gauche. En arrière, les signes sont les mêmes qu'en avant, mais le pneumothorax est beaucoup plus visible.

Une ponction pratiquée sous l'écran, au niveau de la ligne axillaire postérieure, dans le VIIIe espace intercostal, ramène du liquide citrin.

Le 1er décembre 1920. — Examen du liquide pleural (Docteur Paul Durand.

    Direct = Cytologie.

        Lymphocytes 31.5
        Polynucléaires 13
        Eosinophiles   51
        Basophiles   4.5
        Pas de microbes.

    Culture = Négative.

Le point remarquable de cette cytologie est la proportion anormale d'éosinophiles. Au contraire, la formule sanguine est absolument normale : pas d'éosinophilie sanguine.

Le 3 décembre. — L'évolution de la maladie, de même que les examens radioscopiques, ont montré qu'il ne peut s'agir d'un kyste hydatique, puisque l'ombre a changé de forme et a pris l'aspect d'un triangle pneumonique. D'autre part, la courbe thermique, la crise sudorale et urinaire témoignent aussi d'un processus pneumonique. Mais à aucun moment, et c'est ce qu'il y a de remarquable, on n'a constaté les signes de pneumonie, même aujourd'hui où l'on ne retrouve plus aucun symptôme de pneumothorax (sauf peut-être un peu de diminution du murmure et des vibrations).

Les crachats ont toujours eu l'aspect de crachats gommeux, adhérents, non rouillés. On n'a pas trouvé de bacilles de Kock, mais de nombreux diplocoques ayant tout à fait l'aspect du pneumocoque.

Le 9 décembre 1920. — Le malade va très bien. On ne voit plus d'ombre pneumonique à l'examen radioscopique, mais seulement une légère obscurité du sinus gauche. A l'auscultation, les signes consistent en un peu d'obscurité respiratoire de la base, sans râles, ni souffle, ni bruit de succussion. Une ponction de la base ramène un peu de liquide hématique.

En résumé, voici un malade jeune et en bonne santé qui, brusquement, présente un point de côté et une dyspnée très marquée. L'évolution de la maladie, avec son invasion brusque, sa période d'état très aiguë, sa résolution rapide, permettent de porter le diagnostic de pneumonie franche. L'auscultation donne des renseignements qui indiquent un pneumothorax. L'examen radiologique fait hésiter successivement avec une pneumonie massive, avec un kyste hydatique ouvert dans la plèvre ; mais, en fin de compte, montre nettement l'image du triangle pneumonique coïncidant avec l'ombre basale de l'hydrothorax, au milieu de laquelle la zone claire de l'épanchement gazeux se fait voir nettement. L'affection a été bénigne. On peut affirmer un retour complet à l'intégrité des organes : plèvre et poumons ; le malade est complètement guéri.

**II. Pneumothorax compliquant une pneumonie.
Cliniquement pneumothorax.
A l'autopsie : pneumonie et lésions anciennes permettant
d'expliquer cette complication.**

(Ménétrier et Pascano).

Un homme de 54 ans entre le 25 juin 1914, à l'hôpital Tenon. Il présente une dyspnée intense et un point de côté violent.

Antécédents héréditaires. — Scarlatine. Érysipèle à 30 ans. Bronchite chronique emphysémateuse. Il n'existe qu'une légère expectoration, mais en revanche le malade accuse de l'essoufflement; sa respiration est courte et forcée.

La maladie actuelle a débuté il y a une semaine, par une brusque élévation de température. Puis est survenu un point de côté à droite, violent, avec toux, une expectoration banale et peu abondante.

Au 5me jour, la douleur du côté droit est vive, avec des irradiations dans le dos et le côté droit du ventre; c'est une douleur angoissante avec gêne de la respiration et sueurs abondantes.

16 juin.— Il y a une véritable orthopnée. Le facies du malade est plombé, couvert de sueurs; les extrémités sont cyanosées. La respiration est précipitée et ne permet qu'une parole haletante. Le moindre mouvement exaspère la douleur.

Du côté droit. — *A l'inspection*, on constate qu'il ne se produit qu'une faible ampliation avec immobilité de la paroi.

La percussion donne une sonorité exagérée, sauf à la base. On peut dire que les vibrations sont totalement abolies.

A l'auscultation, on entend un souffle amphorique caractérisé. Ce souffle, atténué à la base droite, est intense à la partie moyenne de l'hémithorax, dans le dos.

La voix et la toux se transmettent à l'oreille avec un timbre métallique.

Il n'existe pas de tintement.

La recherche de la succussion hippocratique est positive, mais elle exige de nombreuses tentatives de recherche ; elle est peu marquée. Il y a peu de liquide de la plèvre.

Du côté gauche. — On entend une respiration du type puéril, avec des sibilances et des râles sous-crépitants.

L'expectoration est peu abondante.

Le cœur est refoulé à gauche.

La sonorité est exagérée jusqu'au sternum.

Les battements sont précipités et affectent le rythme fœtal. De temps à autre, on observe un faux pas.

Le pouls est petit, rapide : 120 pulsations à la minute.

Le foie est abaissé, son bord antérieur est perceptible 4 travers de doigt au-dessous des fausses côtes.

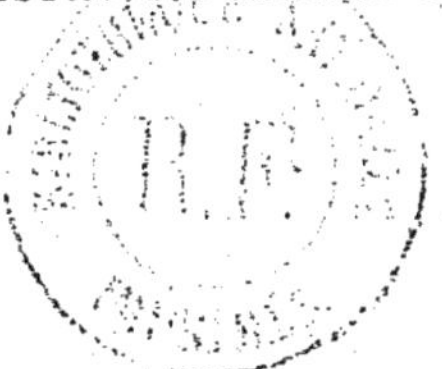

2

Les jugulaires sont distendues.

La température est de 37°7.

Les extrémités sont froides et cyanosées.

Les urines sont rares, ne contiennent pas d'albumine.

Le malade meurt dans la nuit.

Autopsie. — A l'incision de la plèvre, il y a issue d'air avec sifflement. La cavité est pleine de gaz et ne renferme qu'un peu de liquide séreux.

Le poumon droit est affaissé ; cependant le lobe inférieur est plus volumineux qu'il ne devrait être dans un pneumothorax.

Le lobe inférieur droit est dense, massif, à surface lisse ; il est recouvert de fausses membranes fibrineuses épaisses. C'est l'aspect d'une hépatisation lobaire, avec moins de tuméfaction qu'il est normal. On remarque deux petits soulèvements de la plèvre, sous lesquels se trouvent deux petites cavités à contenu puriforme.

En coupe : tissu dense non aéré. La surface de section n'est pas granuleuse mais lisse, offre l'aspect de pneumonie plane. Sa coloration est brun rougeâtre, gris par place. Les bronches sont pleines de mucosités.

Les vaisseaux ne contiennent pas de sang.

L'hépatisation se prolonge légèrement sur les lobes moyen et supérieur, mais le poumon apparaît surtout, à ce niveau, affaissé avec des lésions d'emphysème.

Le lobe moyen offre à l'examen une profusion de vésicules très distendues, qui forment une tumeur de 3 à 4 cent. de diamètre. On voit de grandes alvéoles à parois minces, incomplètement cloisonnées.

Le lobe supérieur présente une zone de sclérose d'origine tuberculeuse et des noyaux crétacés.

Au poumon gauche, tubercules fibreux. Les languettes inférieures sont très emphysémateuses ; les bases congestionnées et œdémateuses. La plèvre est libre.

Le cœur est dilaté, avec des valvules saines.

L'aorte est athéromateuse.

En outre, le foie est congestionné, la rate molle, les reins atrophiques.

Des frottis de parenchyme pulmonaire contiennent du pneumocoque.

Examen microscopique. — Lésions d'hépatisation fibrineuse au stade d'émigration des polynucléaires, très nombreux dans l'exsudat alvéolaire. Il y a un début de dissociation des coagula fibrineux.

On ne constate pas d'anomalie imputable au pneumothorax. Traces de fibrose péribronchique et sous-pleurale.

Dilatation emphysémateuse des alvéoles, pleines d'exsudat.

En résumé, voilà une observation très concluante de pneumothorax ayant coïncidé avec une pneumonie franche.

Cliniquement, disent les auteurs, il s'agissait d'un pneumothorax ; il n'y a pas eu, en effet, d'examen radioscopique. Par contre, il y a eu autopsie et celle-ci met très en lumière l'évolution parallèle des deux lésions ; de plus, elle montre un état emphysémateux très marqué des poumons, et ceci a son importance.

Nous reviendrons sur ce point, en étudiant la pathogénie de la double affection : pneumonie, pneumothorax.

Ces deux observations ont le grand mérite d'être complètes. Dans l'un et l'autre cas, les auteurs ont pu mettre en œuvre tous les moyens qu'offre la science, pour pousser à bout l'examen d'un malade. Les uns, MM. Ménétrier et Pascano, ont eu l'avantage — car, il faut bien dire qu'au point de vue scientifique, c'est un avantage — de tomber sur un cas malheureux et de pouvoir faire la vérification de leur diagnostic à l'autopsie : ils ont pu ainsi voir, toucher les organes atteints et déterminer d'une façon précise les lésions que ceux-ci présentaient.

MM. Bouchut et Contamin ont eu l'avantage inverse de voir guérir leur client ; mais s'ils n'ont pas eu le bénéfice de l'autopsie, ils ont eu les renseignements que leur a donné de multiples examens radioscopiques.

Bien différentes sont les observations antérieures. Elles ne ressortissent que de l'examen clinique pur, et quelque confiance que l'on puisse accorder au talent professionnel de leurs auteurs, on est cependant obligé de les accepter sous toute réserve.

Tels sont les faits publiés par Graves, par Stokes, par Hudson et d'autres. Nous retiendrons, toutefois, trois observations dues respectivement à Groves, à Hirschfeld et à Rodsajewski.

III. Observation de Graves, telle que la rapporte Stokes.

« Le Dr Graves a décrit chez un enfant, un cas de pneumonie, où le cœur était repoussé à droite sans manifestation aucune d'épanchement liquide dans la plèvre gauche ; dans toute la région cardiaque, un son clair, pathologique existait, comme si un épanchement d'air avait déplacé le cœur. Le malade guérit, mais le cœur était revenu à sa place normale plusieurs jours avant la résolution de la pneumonie ».

IV. Pneumonie de la base droite. Pneumothorax. Guérison.

(Rodsajewski, *St-Péterburg Méd. Woch.*, 1886).

Un homme de 31 ans contracte, au milieu de janvier 1885, une pneumonie de la base droite avec crachats caractéristiques.

Le 6e jour, on note 39°, le 7e et le 9e jour la température s'abaisse sans atteindre la normale.

Le 13 février, à la suite d'une quinte de toux, bruit sifflant manifeste dans toute la poitrine, point de côté, dyspnée.

Le 15 février, dyspnée, tympanisme dans tout le côté droit, sauf en bas où l'on trouve de la matité.

Bruit de succussion, bronchophonie, respiration métallique, foie abaissé.

Le 28 février, ponctions fournissant de la sérosité.

Le 12 mars. L'exsudat monte toujours jusqu'à la 5ᵉ côte.

Le 18 mars. — La matité atteint la 3ᵉ côte. Pas de succussion.

Le 3 avril. — La ponction ramène 60 cc. de sérosité.

Le 15 avril. — Le bruit de succussion reparaît. L'examen des crachats montre qu'il n'y a pas de bacilles de Kock.

Deux mois plus tard, le 20 juin, un nodule induré au niveau de la première ponction dans le cinquième espace, s'abcède et s'ouvre : une grande quantité de sérosité s'écoule, mouillant les linges et le lit.

La fistule reste ouverte jusqu'en mai 1886 et la sérosité continue à s'écouler jusqu'au mois de novembre 1886, où la guérison est complète.

Bien que le point capital de cette observation soit la persistance de l'accident pleural pendant plus d'une année, il est certain, autant que puisse le dire la clinique, qu'il y a eu, chez le malade de Rodsajewski, un pneumothorax aigu au cœur de l'affection pulmonaire ; ce n'est que secondairement qu'il y a eu transformation en hydrothorax. L'allure de la maladie, la présence d'une sérosité franche, sans bacilles, permet de dire qu'il y a eu rupture d'une ou plusieurs vésicules, et non pas ouverture d'une collection pulmonaire dans la cavité pleurale.

V. Respiration amphorique de la pneumonie fibrineuse. Pneumothorax.

(Hirschfeld *Austral. Med. Gazette*, 21 février 1898).

Une femme de 35 ans, malade déjà il y a un mois, et ayant eu un point de côté, de la toux et une expectoration jaunâtre, fut reprise de point de côté plus violent et de toux. Il y eut, au 5e jour, une fausse défervescence. Au 7e jour, la température redescendit, mais elle mit longtemps à redevenir normale.

Ce cas est donc un cas de pneumonie très retardée dans sa résolution, mais qui présente ceci de remarquable : c'est qu'il existait en un point du poumon, 2 semaines après son entrée à l'hôpital, une forte respiration amphorique entre les lignes axillaire et mamelonnaire, au-dessus du bord inférieur du poumon droit. C'était une respiration presque cavitaire. Ces signes furent observés pendant 2 à 3 semaines. On crut à de la tuberculose, vu que le mari est mort tuberculeux peu auparavant. Cependant, les crachats ne montrent rien à plusieurs examens, ce qui n'aurait pas dû être s'il s'était agi de grosse caverne tuberculeuse. On ne pouvait pas admettre non plus de gangrène ou d'abcès.

Excluant donc ces lésions, on admet un pneumothorax circonscrit, quoique la chose n'ait pas été signalée après la pneumonie. Le diagnostic de pneumothorax fut confirmé par les caractères tympaniques de la percussion et l'augmentation de fréquence respiratoire à l'apparition des signes amphoriques.

Ce commentaire d'Hirschfeld est trop complet en lui-même pour qu'on y ajoute quelque chose.

CHAPITRE II

Les symptômes.

Les observations que nous avons reproduites dans le chapitre précédent, choisies parmi les plus complètes et les plus concluantes, permettent d'affirmer que le pneumothorax simple est une confirmation possible de la pneumonie fibrineuse, et que l'on peut voir évoluer en même temps les deux affections. Nous allons, maintenant, essayer de tirer de ces faits des idées générales, et retracer la figure du syndrome que constitue la concomitance de ces deux affections.

Une première remarque s'impose : chacune de ces lésions, à l'état isolé, se manifeste par des symptômes qui sont à l'opposé de ceux de l'autre. Tandis que l'une se présente avec les caractéristiques d'une condensation, d'une solidification, en quelque sorte d'un tissu normalement mou ; l'autre, au contraire, interpose entre ce tissu et l'oreille une masse gazeuse. Il y a somme toute, entre l'une et l'autre, la différence qui existe, au point de vue acoustique,

entre les masses solides et les masses gazeuses.
Comment les symptômes opposables de la pneumonie et du pneumothorax vont-ils se superposer sur le même poumon ou, pour mieux dire, sur le même champ pulmonaire ?

Il semble bien qu'il faille diviser l'histoire de ces malades en deux périodes : l'une, où il n'y a que la pneumonie en jeu ; la seconde, qui commence lorsque le pneumothorax entre en scène. La description de la première ne trouve pas sa place ici. Quand à la seconde, qui seule nous intéresse, il faut d'abord préciser à quel moment elle débute.

Date d'apparition du pneumothorax. — Si l'on s'en rapporte aux observations citées, il est difficile de localiser schématiquement le début de la double affection. Les malades de Graves, de Rodsajewski, de Hirschfeld, ont présenté des symptômes de pneumonie nets, qui ont pu être reconnus ; la maladie a évolué seule, pendant un temps suffisant pour que le diagnostic se soit imposé. Le sujet de Rodsajewski a atteint le 9me jour de sa pneumonie, sans signe de pneumothorax, et ce n'est qu'à cette date au plus tôt, que l'accident pleural est survenu ; l'absence de dates précises, dans la relation de son cas, ne permet pas une plus grande exactitude. La femme que cite Hirschfeld semble avoir présenté assez tard de l'air dans sa cavité pleurale. L'observation est succincte et les repères chronologiques sont vagues ; d'autre part, l'évolution du processus inflammatoire dut être anormale et prolongée. Néammoins, l'apparition du tympanisme paraît avoir été plus tardive encore que chez le malade de Rodsajewski. Quant aux observations plus récentes de MM. Ménétrier et Pascano, Bouchut et Contamin, elles ne mentionnent pas de signes de condensation antérieurs à ceux du pneumothorax. Comme la pneumonie existait cependant (l'autopsie, d'une part, l'examen radiologique, d'autre part, en font foi), on peut en conclure que le début de la pneumonie ne devança que de très peu l'apparition du pneumothorax et que, pour ainsi dire, les deux lésions étaient contemporaines. Nous dirons donc, en manière de conclusion, que le pneumothorax se produit à une époque très variable de la période d'hépatisation pulmonaire, et qu'on peut le voir depuis le début de la maladie, constituant même le seul épisode remarqué du malade, jusqu'au cours de la phase de résolution.

Signes fonctionnels. — Une fois constitué, le pneumothorax occupe toute la scène. Les phénomènes dramatiques qui le manifestent empiètent sur ceux de la pneumonie. Et si intense que puissent être la douleur et la dyspnée au cours de cette dernière, elles ne prennent jamais le caractère angoissant qu'on trouve chez nos malades. La température élevée ressortit aux deux processus ; cependant la courbe thermique appartient nettement à la pneumonie ; elle a permis à MM. Bouchut et Contamin de faire le diagnostic, au moins rétrospectif, de la lésion primitive. L'expectoration, au contraire, n'est pas rouillée, caractéristique de la pneumonie ; elle est gommeuse, et paraît assez banale. Elle était peu abondante chez le malade de MM. Ménétrier et Pascano.

Signes physiques. — Au point de vue des signes physiques, la prédominance du pneumothorax est encore bien plus marquée. Mise à part, l'immobilité de la paroi thoracique et le défaut d'ampliation qui sont communs à l'un et à l'autre, tous les renseignements que fourniront la percussion, la palpation et l'auscultation seront ceux que donnerait l'examen d'une cavité pleurale pleine d'air, quelle que soit d'ailleurs la provenance de son contenu gazeux. On retrouvera la sonorité tympanique à la percussion, souvent du haut en bas de la poitrine et du dos, comme dans les deux premières de nos observations ; les vibrations vocales ne seront plus perçues par la main appliquée contre le plan costal, et, dernier symptôme capital, l'oreille n'entendra en aucun point le murmure vésiculaire ; ou, du moins, ce ne sera que sur un champ très réduit, comme chez le malade de MM. Bouchut et Contamin. Ce sont bien les grands signes du pneumothorax, et il faut se rappeler ici l'axiome de Laennec : « Quand au niveau d'un même poumon, vous observerez à la fois de la sonorité et de l'obscurité respiratoire, vous pouvez affirmer qu'il y a pneumothorax ».

Or, les malades de MM. Ménétrier et Pascano, de MM. Bouchut et Contamin présentaient en premier plan ces deux symptômes primordiaux ; chez tous deux, il existait une sonorité remarquable du côté malade et l'on n'entendait le murmure vésiculaire qu'au niveau de la base droite chez le premier, et dans la fosse sus-épineuse pour le second ; il était même très affaibli chez celui-ci. Il est facile de comprendre l'existence de cette obscurité, si l'on songe que, sous l'influence du pneumothorax, le poumon est atélectasié, réduit à l'état de moignon de proportions variables ; quels que soient l'intensité du souffle tubaire et l'abondance des râles crépitants, il n'en demeure pas moins que la couche d'air, interposée entre le poumon et la paroi costale est d'une épaisseur suffisante pour intercepter, ou tout au moins modifier sensiblement ces bruits dans leur transmission. C'est le système des doubles parois, ou des cloisons en briques creuses qui, placées entre deux appartements, interrompent le passage des bruits d'une pièce dans l'autre ; cependant la couche d'air opposée est minime.

Outre la sonorité et l'obscurité respiratoire, les observations citées notent plusieurs autres symptômes, accessoires et variables, du pneumothorax. Ce sont le souffle amphorique, le tintement métallique, le bruit d'airain, le bruit de succussion hypoeratique, le timbre amphorique que prennent la toux et la voix. Ces signes ne se présentent qu'avec une certaine instabilité, comme dans tout pneumothorax. Le malade de MM. Ménétrier et Pascano présentait un souffle amphorique intense, mais pas de tintement, et la succusion ne donnait pas de résultat ; il n'est pas question du bruit d'airain dans l'observation. Le malade de MM. Bouchut et Contamin présentait peu de souffle, mais au contraire un tintement très net, et la recherche du bruit d'airain était particulièrement positive dans toute la hauteur de l'hémithorax malade. Le bruit de succussion était peu marqué, de même que chez l'homme de MM. Ménétrier et Pascano. Cela tient à ce que le pneumothorax ne s'accompagnait que d'un faible épanchement. Le bruit de succussion est fonction de l'abondance du liquide pleural, témoin le sujet de Rodsajewski, chez qui ce signe était plus ou moins net, suivant qu'il y avait, le jour où on le recherchait, plus ou moins de sérosité dans la plèvre.

Les troubles de voisinage n'offrent rien qui mérite d'être signalé : ce sont ceux du pneumothorax pur. L'auscultation du poumon sain fait entendre une respiration complémentaire, forte et du type puéril. Le cœur peut être refoulé à droite, le foie abaissé. C'est ce que nous trouvons dans nos observations de base.

Tel est l'aspect clinique de la maladie : pneumothorax évoluant en même temps que la pneumonie, ou lui faisant en quelque sorte suite, comme le montrent Hirschfeld et Rodsajewski. Dans le premier cas, le pneumothorax masque presque complètement la pneumonie ; dans le second, il y a une défervescence plus ou moins lente, puis évolution du pneumothorax seul. D'une façon générale, son évolution est de courte durée. Mis à part le cas de MM. Ménétrier et Pascano, qui se termina par la mort, et celui de Hirschfeld où l'épanchement devint très marqué, se compliqua de fistule et ne se tarit qu'au bout d'un an, nous voyons les autres malades promptement rétablis ; la *restitutio ad integrum* de la plèvre ne demandant guère plus d'un mois.

Défervescence. — Un point intéressant paraît être le moment où, sous la couche d'air qui les enveloppe, les lésions pulmonaires entrent en régression, cliniquement : le moment de la défervescence. Le malade de MM. Bouchut et Contamin est le plus typique à cet égard. Il fut observé, semble-t-il, vers les derniers jours de sa pneumonie. La température était élevée, entre 39° et 40°, la dyspnée extrême. Puis vers le neuvième jour environ, il fit une défervescence incomplète qui amena la courbe thermique au niveau de 38°, en même temps que se produisit une crise sudorale et urinaire aussi caractéristique que dans une pneumonie simple. Le lendemain, cependant, la température remonta sensiblement, mais au bout de deux jours, elle redescendit pour se stabiliser définitivement aux environs de la normale. Pareille remarque peut se faire concernant le malade d'Hirschfeld, chez qui la production du pneumothorax date de la période de résolution du foyer pneumonique : l'auteur parle d'une fausse défervescence. On peut dire, en résumé, que dans les cas qui nous occupent, la défervescence de la pneumonie se produit à son heure habituelle, s'accompagnant de la crise sudorale et urinaire classique ; mais que cependant la chute de température n'est pas aussi catégorique qu'en l'absence de pneumothorax, et que pendant un jour ou deux il se produit quelques oscillations avec le retour définitif à la normale.

Cytologie. — La cytologie du liquide d'épanchement a été faite dans un cas, l'examen bactériologique chez les trois malades. Dans tous les cas, il

s'agissait de sérosité. Le liquide du malade de MM.
Bouchut et Contamin, vu par le Dr Paul Durand, a
montré des proportions normales de globules blancs,
avec cependant un taux très élevé d'essinophiles :
51 %. Ce dernier caractère de l'épanchement est à
remarquer ; nous y reviendrons en y insistant, au
chapitre du pronostic. MM. Ménétrier et Pascano,
MM. Bouchut et Contamin ont également recherché
la flore microbienne du liquide : ils ont trouvé du
pneumocoque, mais pas de bacille de Koch. Hirschfeld, sans s'étendre sur cette question, dit qu'il n'y
avait pas de bacilles dans la sérosité pleurale de son
client.

Radioscopie. — Une dernière recherche à pra-
tiquer, c'est celle de l'image radioscopique que
donne la pneumonie compliquée de pneumothorax.
De nombreux examens pratiqués sur le malade de
MM. Bouchut et Contamin, furent tout à fait con-
cluants. L'hépatisation n'est perceptible sous l'épanchement qu'avec le secours de l'écran. Les premières
séances ne furent pas probantes, et elles nous fourniront le sujet d'un paragraphe au chapitre du
diagnostic. Néanmoins, au bout de quelques jours,
ces auteurs purent nettement déterminer la topogra-
phie et du lobe hépatisé et du pneumothorax ; ils
virent très distinctement l'image du triangle pneumonique tel que l'ont décrit MM. Weill et Mouri-
quand, et d'autre part, l'ombre que formait l'épanchement pleural, centré par la bulle claire de ce qui
restait de l'épanche gazeux.

L'examen radiologique est donc une épreuve à ne

pas négliger dans les cas particuliers, puisqu'il montrera clairement une lésion que les autres moyens d'exploration ne permettent pas d'affirmer.

En résumé, le pneumothorax qui vient compliquer une pneumonie occupe toute la scène. Seules appartiennent en propre à l'affection primitive, la courbe thermique et l'image radioscopique.

CHAPITRE III

Le diagnostic.

Nous voici en possession de la symptomatologie de notre affection. Il faut à présent appliquer ces connaissances à la clinique, et de la théorie faire une œuvre pratique. C'est passer de la science pure à l'art ; et ici, comme pour toute autre maladie, de grosses difficultés vont se présenter. Si grossiers que pourront paraître les pièges que nous allons signaler, il n'est certes pas moins vrai que des auteurs d'une haute valeur professionnelle en ont, de toute évidence, été les victimes. Les médecins anglais qui, il y a près d'un siècle, ont les premiers parlé de pneumothorax au cours de la pneumonie, ont certainement erré maintes fois ; leurs propres communications et les discussions qu'elles suscitèrent le font nettement ressortir.

Diagnostic positif. — Avant tout, la question se pose : Comment diagnostiquer une pneumonie lorsqu'elle évolue sous un épais matelas d'air épanché dans la plèvre ? L'oreille la plus fine et la mieux

exercée cherche en vain un signe qui puisse aiguiller
l'attention du côté du poumon ; elle ne rencontre que
tympanisme et bruits amphoriques ; l'hémithorax
sonne creux, quelque soit le point où on le percute.
Mis à part les auteurs qui ayant vu évoluer, en
grande partie, la pneumonie primitive n'ont pas eu
à fixer ce point épineux, ceux qui se sont trouvés en
présence du fait accompli, ou bien n'ont pas porté le
diagnostic, ou bien n'ont atteint la vérité qu'à grand
peine. MM. Ménétrier et Pascano manquèrent du
temps nécessaire pour suivre leur sujet ; ce n'est que
l'autopsie qui les renseigna sur la nature des lésions
auxquelles il venait de succomber. L'observation de
MM. Bouchut et Contamin est plus instructive à ce
sujet. Ces auteurs se sont basés pour faire leur diagnostic sur deux points seulement : l'étude de la
feuille de température, et l'examen radiologique.
C'est en effet une précieuse indication que celle
fournie par une température très élevée, évoluant
vers les niveaux de 39° ou 40°, et baissant brusquement, pour atteindre, en deux jours, la normale.
Ajoutez à cela, la crise urinaire et sudorale, l'amélio-
ration subite que ressent le malade, et voilà des
symptômes qui, pour être noyés dans la masse
bruyante des signes physiques étrangers, constituent
le tableau classique de la pneumonie à la période de
sa résolution. En second lieu vient l'examen sous
l'écran ; théoriquement, la double lésion ne peut pas
échapper à l'œil pénétrant du radiologue, et le contraste d'obscurité du lobe hépatisé avec la bulle
claire du pneumothorax s'offrira avec la plus lumi-

neuse évidence. En fait, il faut être plus modeste, et moins demander. Au premier examen que pratiquèrent MM. Bouchut et Contamin, ils ne virent qu'une masse sombre et opaque qui occupait toute la moitié du champ pulmonaire gauche ; l'obscurité était uniforme, descendait jusqu'au diaphragme, que délimitait cependant la bulle d'air gazeuse de l'estomac. Mais aucune portion de la cage thoracique n'était librement traversée par les rayons. Ils firent à ce moment le diagnostic de pneumonie massive, s'appuyant d'autre part sur l'allure thermique de la maladie. On peut expliquer cette obscurité totale par le fait que l'épanchement gazeux était minime, qu'au contraire les lésions d'hépatisation et celles d'engouement qui entouraient le foyer central de pneumonie, étaient en pleine évolution, et que sous aucun angle d'incidence les rayons ne pouvaient traverser la zone aérique sans passer, d'autre part, par la zone opaque. Par contre, au cours des examens ultérieurs pratiqués après la défervescence, à une époque où l'infiltration fibrineuse des alvéoles étaient en régression, les images propres à la pneumonie, au pneumothorax, et à l'épanchement liquide consécutif, se montrèrent très nettement. L'opacité pneumonique prit même la forme classique du triangle à base axillaire ; au-dessous, se voyait la nappe liquide qui comblait le sinus costo-diaphragmatique gauche, centrée par la bulle claire que constituait le résidu de l'air pleural. Tout-à-fait à la fin de la maladie, les auteurs purent observer, enfin, la régression complète des lésions, la disparition du triangle pneumonique, la réduction de l'épanchement liquide au milieu de laquelle la bulle d'air se faisait de plus en plus petite. Comme on le voit, les rayons X sont indispensables pour le diagnostic de la pneumonie compliquée de pneumothorax ; eux seuls permettent d'affirmer l'existence de cette affection, que la courbe thermique pouvait seulement faire soupçonner.

Diagnostic différentiel. — Il nous reste à présent à étudier quelles erreurs sont possibles, et comment les signes physiques peuvent induire le médecin en erreur. Assurément, ils sont très clairs et constituent, dans toute sa netteté, le syndrome amphorique. Cependant, il est des sonorités très différentes, comme origines, du tympanisme véritable du pneumothorax, qui peuvent, à l'occasion tromper l'oreille la plus attentive et la mieux exercée. Parmi ces causes d'erreurs, il en est d'absolument étrangères aux poumons et à la plèvre ; ce sont peut-être les plus grossières, en apparence du moins ; car, des esprits avertis les tiennent en considération, ou ont dû compter avec elles. Ce sont les *sonorités d'origine stomacale ou intestinale.* L'estomac gonflé d'air et distendu, peut remonter assez haut derrière la paroi antérieure du thorax, et donner une sonorité capable de provoquer des méprises. Il semble bien que les anglais lui aient dû plus d'un faux diagnostic en matière de pneumothorax. Graves cite le cas d'un malade atteint de pneumonie, qui au quatrième jour présenta une sonorité de la région antérieure de l'hémithorax malade ; il conclut à un épanchement d'air ayant refoulé le poumon ; mais lorsqu'il ajoute

que, seize heures plus tard, le tympanisme avait
disparu pour faire place à une matité absolue, on ne
peut que rester sceptique au sujet d'un pneumothorax aussi fugace, et soupçonner l'estomac d'avoir
jouer un rôle important dans l'histoire de ce malade.
Au sujet des cas publiés par Hudson, Stokes s'élève
sans détours contre le diagnostic d'épanchement
gazeux que porta cet auteur. Il s'autorise de ce que
les sujets cités étaient des malades appartenant à son
propre service, pour affirmer que chez l'un d'eux
au moins, la résonnance tympanique provenait de
l'estomac. Plus récemment, M. Gailliard a publié des
observations où le même organe était en cause et
simulait un pneumothorax ; il dit même que la sonorité gastrique peut non seulement remonter sur la
face antérieure du thorax, mais tourner en arrière et
occuper la base gauche, au niveau de ce qu'il a décrit
sous le nom de « zone sonore inféro-dorsale ». On a
cité encore, comme pouvant induire en erreur, des
cas de hernies transdiaphragmatiques de l'estomac,
et surtout du côlon transverse. Il existe une observation de Rigal, où cette portion de l'intestin, distendu par les gaz, remonté jusqu'au niveau de la
quatrième côte, produisait, chez un fiévreux, du tympanisme, et un timbre amphorique de la respiration.
Béclère, en 1895, cita un cas pareil à celui-ci. Il est
à noter que la confusion ne peut se produire que du
côté gauche, car il n'existe pas de cas, dit M. Gailliard, où l'on ait pu démontrer l'insinuation du
côlon entre le foie et le diaphragme. Autre source
d'erreur, enfin, d'origine intrathoracique : les abcès

sous-phénique gazeux, dits « faux pyopneumotho-
rax ». Dans tous ces cas, l'examen minutieux de l'estomac et de l'intestin, la recherche du clapotage gastrique. et du tympanisme abdominal, la radioscopie
enfin, feront éviter l'erreur ; dans le cas particulier
d'abcès sous-phénique gazeux, la limite supérieure
en coupole de la plage lumineuse, est un signe d'une
grande valeur.

A côté de ces résonnances dues à l'abdomen, il en
est que fournissent le poumon lui-même, et dont les
caractères sont parfois insuffisamment déterminés.
Ce sont les bruits de percussion connus sous le nom
de skodisme, et ceux que fournissent certaines formes
de tuberculose.

Le *skodisme* est filleul du médecin français Skoda
qui cependant ne le décrivit pas le premier. L'honneur
de la découverte en revient à un médecin viennois
du nom d'Avenbrugger. Le skodisme est un son
d'une tonalité variable, tantôt basse, tantôt très
élevée, que l'on obtient par la percussion de la région
sous-claviculaire, chez les pleurétiques et aussi au
cours de certaines pneumonies. La pathogénie de
ce son clair, qui contraste avec la matité environ-
nante, a été déterminée par M. Bernheim, dans ses
leçons cliniques. La percussion du poumon normal
donne un son presque mat, en tous cas non musical,
de ce fait que la masse vibrante est composée d'une
série de cavités, les alvéoles, les bronchioles, de
longueurs et de calibres variés ; les ondes sonores
qui naissent dans ses tuyaux ont des longueurs très
différentes, et, d'autre part, il se créera entre tous

ces systèmes d'ondes, des interférences; si l'on songe qu'en plus il s'ajoute des vibrations des cloisons inter-alvéolaires, on comprendra que la percussion éveille un bruit,et non pas un son musical tympanique. Mais que le poumon, cessant d'être attiré par le vide pleural revienne sur lui-même, les alvéoles, les petites bronches prennent des directions plus naturelles, les parois flasques ne vibrent plus ; le poumon finit par ne plus former qu'un seul tuyau sonore, dont les vibrations sont homogènes ; c'est ainsi qu'à l'autopsie, le poumon séparé de la cavité thoracique et percuté sur la table, rend un son tympanique. Enfin, si l'on suppose le poumon, non seulement revenu sur lui-même, par le fait de sa propre élasticité, mais encore refoulé par une force étrangère, la hauteur du tuyau sera diminuée de longueur ; également si par un processus d'inflammation, un lobe ou plus est vide d'air ; de même qu'un tuyau d'orgue donne un son d'autant plus aigu qu'il sera plus court, le poumon refoulé donnera un son plus aigu qu'un poumon simplement libre. Et ces principes transposés en clinique, expliquent l'existence d'une zone tympanique supérieure, dans la pneumonie et dans les pleurésies ; le poumon partiellement privé de ses fonctions par l'hépatisation des régions inférieures, ne forme qu'une colonne d'air vibrante, dont le son sera musical ; le poumon refoulé par la pleurésie, par le même processus, donnera une sonorité tympanique à la percussion. Dans ce dernier cas, la colonne d'air pulmonaire est, théoriquement au moins, plus courte et la tonalité du tympanisme sera en général plus élevée. Bernheim décrit en outre une sonorité d'un genre particulier que l'on peut obtenir en percutant la région apexienne de l'hémithorax, chez les pleurétiques et surtout chez les pneumoniques ; c'est le son trachéal de Williams. Il est dû à la mise en vibration de l'air des bronches et de de la trachée, le son produit étant transmis à l'oreille par la masse du poumon hépatisé. Ce son présente ce caractère original, que sa tonalité varie suivant que le malade ouvre ou ferme la bouche pendant qu'on l'examine. Il ressort de là que des pneumonies sans complications, que des pneumonies compliquées d'épanchements liquides peuvent présenter une sonorité tympanique dans la partie supérieure de l'hémithorax et qu'un observateur inattentif ou non averti, pourra confondre ce bruit avec le tympanisme vrai que donne le pneumothorax, et affirmer un pneumothorax dans une pneumonie pure ou compliquée de pleurésie concomitante.

L'examen radioscopique donnera des indications utiles, mais l'observation de MM. Bouchut et Contamin nous a montré qu'il ne tranche pas la question de prime abord, relativement à l'existence d'un pneumothorax.

Les cavernes tuberculeuses peuvent, elles aussi, donner le change en raison des signes amphoriques qu'elles provoquent parfois, et en imposer pour un pneumothorax partiel. Il ne s'agit pas là d'un tympanisme véritable, analogue à celui du pneumothorax ou au skodisme. C'est le bruit de pot fêlé, sonorité d'un timbre particulier, dont la tonalité n'est pas franche, et qui ne se perçoit que lorsque le malade ouvre la bouche. Il faut, d'autre part, que la caverne soit assez grande et en communication avec l'arbre bronchique. Le souffle que l'on entend à l'auscultation n'a pas un timbre très musical, il est surtout remarquable par ses caractères sifflants. Il s'accompagne d'ailleurs de retentissement de la toux sans caractère métallique comme dans le pneumothorax, et de ces gros râles gargouillants que réveillent les efforts de toux. Enfin le bruit d'airain et le bruit de succussion font défaut d'une façon presque absolue dans les cavernes bacillaires. Quant à l'aspect du malade, il est totalement différent de celui du pneumonique ; pas de début brutal en pleine santé, pas d'ascension thermique subite, pas de courbe cyclique dans l'évolution de la maladie. Il existe toujours un passé de mauvais état général, d'amaigrissement, de toux, et les poussées congestives des tuberculeux ne présentent jamais les caractères d'acuité que revêt la pneumonie franche. Il importe, cependant, d'éviter l'écueil par un examen approfondi du malade, et surtout par l'étude de l'image radioscopique qui, dans ce cas, ne manquera pas de dévoiler entièrement la vérité.

Enfin, dernier point à étudier : le diagnostic avec un *kyste hydatique* rompu dans la plèvre. Si chez un malade présentant un état infectieux grave, avec des signes pulmonaires, tels que dyspnée, point de côté, toux, l'examen radioscopique révèle une masse sombre, à contours arrondis, l'hésitation pourra se créer : savoir s'il s'agit d'une masse pneumonique,

ou d'un kyste hydatique ; la forme de l'ombre corres-
pondant plutôt à cette dernière hypothèse. Mais
l'apparition brusque des phénomènes infectieux, de
la dyspnée, du point de côté et de la toux, l'absence
d'antécédents pulmonaires, et surtout des signes
propres au kyste hydatique du poumon : hémoptysie,
douleur ; l'absence de crachats et d'hydatides dans
le liquide d'épanchement, feront pencher la balance
en faveur de la pneumonie.

Pour résumer ce chapitre, nous dirons que le diagnostic du pneumothorax se pose d'après les signes
physiques ; et celui de pneumonie, d'après l'évolution de la maladie, surtout de la courbe thermique.
L'examen radioscopique est indispensable ; pour autant, il ne présente pas moins quelques difficultés à
vaincre. Enfin, il faut se méfier des sonorités du
sommet que l'on trouve normalement au cours des
pleurésies et de certaines pneumonies et songer aux
caractères pseudo-amphoriques des grandes cavernes
tuberculeuses.

CHAPITRE IV

Le pronostic.

Nos observations de pneumothorax évoluant au cours d'une pneumonie franche témoignent du peu d'accord des auteurs sur la question du pronostic de l'affection. MM. Ménétrier et Pascano admettent sans hésiter une très grosse influence du pneumothorax sur l'avenir immédiat du malade et affirment que cette complication très rare est des plus graves. L'observation sur laquelle ils s'appuient pour formuler leur conclusion est en effet assez probante dans ce sens, puisque le malade observé dans la journée meurt dans la nuit, après avoir présenté une dyspnée des plus intenses et une défaillance cardiaque manifeste. Au contraire, les auteurs anglais ne semblent attribuer au pneumothorax, dans le cas particulier, que la valeur d'un accident banal, dont les manifestations disparaissent aussi rapidement qu'elles sont survenues, retardant seulement la guérison des malades, sans l'entraver cependant. Les observations de Rodsajewski et de Hirschfeld vont de pair avec ces dernières ; les auteurs ne semblent pas avoir eu d'inquiétudes pour leurs malades ; ceux-ci d'ailleurs ont guéri sans grandes complications ; le malade de Hirschfeld a dû la prolongation de sa maladie, à la formation d'un abondant épanchement liquide, et d'une intarissable fistule ; il fait exception ; les autres malades observés présentaient peu de réaction pleurale. Le client de MM. Bouchut et Contamin a résisté victorieusement à sa double lésion ; et il semble même qu'une fois la défervescence faite et l'hépatisation en voix de régression, son état ait été somme toute assez bon ; il lui a fallu environ un mois pour aboutir à une guérison complète. On peut dire, d'après son cas, que le pneumothorax est une complication bénigne de la pneumonie.

De cette discordance que faut-il conclure ? D'une façon générale quelle épithète attribuer au pronostic : pronostic sombre ou pronostic heureux ? Il faudrait pour trancher la question d'une façon définitive, tabler sur une statistique plus longue que la nôtre. Cinq observations dont deux seulement sont vraiment concluantes ne permettent pas de tirer des déductions en toute certitude. Et nous disons que le pronostic doit être réservé.

Quels sont les facteurs qui entrent en jeu dans l'influence qu'un pneumothorax peut exercer sur une pneumonie en évolution ? Il y a l'aggravation des symptômes respiratoires, de la dyspnée, en particulier. MM. Ménétrier et Pascano insistent sur ce point, et c'est pour eux la grande raison qui fait que le pneumothorax est une complication très grave de

la pneumonie. Il serait superflu de répéter quelle
entrave à l'hématose apporte l'hépatisation pulmonaire, tant du fait qu'elle supprime fonctionnelle-
ment un lobe entier, que des lésions d'engouement
de voisinage, celles-ci constituant un obstacle au
moins relatif à l'arrivée de l'air dans les alvéoles
qu'elles affectent ; il y a un excès de travail pour le
cœur droit, ceci est encore une notion classique sur
laquelle il est inutile d'insister. On comprend sans
peine que si un épanchement gazeux de la plèvre
vient comprimer ce poumon déjà en grande partie
insuffisant, les portions elles-mêmes que la pneumonie avaient respectées, ne joueront plus, et le
champ respiratoire aura une étendue de moindre en
moindre, pour arriver à être nulle. D'où surcharge
encore plus manifeste du cœur droit ; il faut ajouter
que celui-ci trouvera encore un obstacle à vaincre
dans le déplacement qu'un pneumothorax gauche lui
fera souvent subir. Mais à côté, nous trouvons des
éléments de bon pronostic. L'un est fourni par le
procès-verbal d'autopsie du malade de MM. Ménétrier et Pascano. L'ouverture de la plèvre montra
un poumon dur assurément, mais affaissé ; le lobe
inférieur hépatisé ne présentait pas la tuméfaction
que l'on observe habituellement ; à la coupe, la surface de section n'était pas granuleuse, mais lisse, et
représentait le type anatomique de la pneumonie
plane ; il y avait quelques lésions d'engouement dans
le lobe moyen, mais peu de chose, et surtout un
tissu emphysémateux affaissé. Somme toute, le
pneumothorax paraît avoir une action suspensive sur

la pneumonie, et on peut le rapprocher en l'espèce, du pneumothorax thérapeutique selon la technique de Forlanini, destiné à immobiliser le poumon tuberculeux. Il n'en reste pas moins que cette influence heureuse sur le processus infectieux est largement compensé par l'aggravation de la dyspnée.

Un deuxième élément de bon pronostic est fourni par l'examen cytologique du liquide pleural. Il est à regretter qu'il n'ait pu être pratiqué chez tous les malades : celui seul de MM. Bouchut et Contamin en a bénéficié. Le liquide séro-fibrineux a montré une proportion considérable de polynucléaires éosinophiles. Et cette constatation a une grosse valeur clinique. Alors que dans les diverses formules cytologiques des épanchements pleuraux, on ne trouve jamais que de très faibles proportions d'éosinophiles ne dépassant guère 2 %, à 3 %, nous arrivons ici à 51 %. Ce cas est à rapprocher de ceux étudiés par MM. Barjon et Cade, et du cas de pneumothorax secondaire cité par MM. Barjon, Langeron et Garnier ; l'éosinophilie atteignit dans ce dernier la proportion de 47 %. MM. Barjon et Cade ont observé un certain nombre d'épanchements où les éosinophiles étaient en grande abondance. Pour eux, les pleurésies doivent contenir au moins 10 % de ces cellules, pour être dites : à éosinophiles. Ils ont toujours constaté que ces épanchements étaient particulièrement bénins : la nappe liquide était peu abondante, la toxicité était nulle, et les cobayes inoculés dans des conditions indubitables d'asepsie sitôt après les ponctions, ne succombèrent jamais ;

enfin, quelles que soient les affections où ils ont
constaté l'éosinophilie pleurale, fièvre typhoïde,
rhumatisme aigu, pneumonie, asystolie, syphilis,
etc., la guérison a toujours été rapide, avec résorp-
tion du liquide qui n'avait aucune tendance à repa-
raître. Ces auteurs n'hésitent pas à conclure que les
pleurésies à éosinophiles sont toujours de forme bénigne, à guérison spontanée rapide. Appliquant ces
données générales au cas particulier du pneumothorax en tant que complication de la pneumonie,
nous pouvons dire que la formule cytologique est en
faveur de la bénignité de la maladie, et que le pneumothorax survenant au cours d'une pneumonie banale, revêt un caractère éphémère qui en fait un
épisode sans gravité réelle de la maladie de fond.

Cependant, à côté de ces principes d'ordre général, il faut bien faire intervenir les facteurs person-
nels. Un sujet vigoureux survit à des lésions qui
tueraient un sujet peu résistant et taré, et dans un
cas où les grands acteurs du drame sont le poumon
et le cœur, le rôle des conditions accessoires d'intégrité pulmonaire et cardiaque antérieure prend une
sérieuse importance. On ne peut pas ne pas remarquer, à la lecture de l'observation de MM. Ménétrier
et Pascano, que leur malade était âgé de 54 ans,
qu'il avait un passé respiratoire assez chargé, était
atteint depuis plusieurs années de bronchite chronique et d'emphysème, qu'enfin et surtout l'autopsie
montra d'anciennes lésions tuberculeuses du poumon, en même temps qu'un cœur fatigué, volumineux, avec athérome de l'aorte. L'autre malade qui

guérit, celui de MM. Bouchut et Contamin, est au contraire un jeune homme, chez qui on ne retrouve pas d'antécédents de quelque valeur ; il toussait un peu depuis quelques mois, mais ne présentait à coup sûr, aucune lésion de tuberculose ou d'emphysème importante.

Nous pouvons résumer ce chapitre par les considérations suivantes : Le pneumothorax qui survient au cours d'une pneumonie franche, est une réelle complication, en ce sens qu'il vient aggraver la gêne respiratoire déjà considérable et qu'il est une surcharge de plus pour le cœur ; son pronostic n'est cependant pas des plus sombres, car il joue un rôle frénateur sur la marche extensive de l'hépatisation ; et surtout l'épanchement secondaire se présente avec des caractères marqués d'estinophilie, qui sont le signe indubitable de la bénignité d'une réaction pleurale. Enfin, l'âge du malade, l'état antérieur de ses poumons et de son cœur, et toute autre lésion chronique qui peut le mettre en état d'infériorité manifeste, sont des facteurs qu'il faut faire intervenir dans la formule du pronostic.

CHPITRE V

Essai de Pathogénie.

Le dernier problème qui se pose, à la fin de cette étude, c'est de déterminer quelle est l'origine du pneumothorax dans les conditions que nous avons décrites. Un épanchement d'air, survenant au cours d'une pneumonie franche, est un fait étrange que l'esprit répugne à accepter, en raison même de la nature des deux maladies qui se contredisent pour ainsi dire.

Les auteurs anglais, cités dans les chapitres précédents, qui ont les premiers envisagé la possibilité de pareille coïncidence, admettaient une pathogénie fort simple du pneumothorax. Pour eux, l'air contenu dans le poumon transsudait à travers les parois alvéolaires, puis à travers la plèvre viscérale, et venait ainsi combler le vide pleural.

C'était la théorie de Loennec ; il admettait qu'un fluide aériforme puisse être exhalé dans la plèvre « sans qu'il y eut, ni solution de continuité, ni altération de cette membrane, ni autre épanchement quelconque dans la cavité ». Cette théorie n'eut qu'une brève faveur, et elle succomba aux critiques de Proust et de Béhier. Grisolle, dans le chapitre qu'il consacre aux observations de Stokes et de Graves, reproche surtout à ce dernier d'expliquer, par l'exhalaison, la naissance d'un pneumothorax chez une pneumonique, et c'est en prenant acte de cette erreur de pathogénie qu'il se refuse à admettre la complication d'une pneumonie par un pneumothorax.

Aujourd'hui, la théorie de l'exhalaison est plus que jamais abandonnée. On admet la possibilité de formation de gaz putrides nés dans la cavité pleurale, mais pour cela, il faut du pus et des microbes. En dehors de cette éventualité, une seule condition permet le passage de l'air du poumon dans la plèvre, c'est l'existence d'une solution de continuité dans le feuillet viscéral. Nous ne parlons pas des cas chirurgicaux où la porte d'entrée est créée par accident ou dans un but thérapeutique, dans l'étendue de la paroi costale et de la plèvre pariétale, soit qu'il s'agisse d'une plaie accidentelle pénétrante de la paroi, soit qu'il s'agisse d'une pleurotomie. Les cas médicaux purs de pneumothorax supposent nécessairement une brèche qui met en communication des alvéoles ouvertes, ou une ramification bronchique, avec la cavité des plèvres. Le type en est le pneumothorax des emphysémateux, où des alvéoles dilatées, à parois distendues et amincies, éclatent sous l'influence d'un violent et brusque effort respiratoire ; les illustrations cliniques en sont nombreuses : ce sont les cas des sujets qui, atteints d'emphysème, soulèvent un fardeau très lourd ; des conscrits soumis à des exercices trop violents d'emblée. Dans tous les cas semblables, on admet que l'excès de pression sur un poumon normal ne suffit pas à provoquer une rupture ; il faut qu'il existe un point de moindre résistance, tel qu'une zone d'emphysème vicariant, que cette lésion ait été déjà connue ou que le pneumothorax en soit la première manifestation apparente. Nous citons l'emphysème, parce qu'il est le cas le plus courant du pneumothorax banal, ce que Gailliard appelle, par extension, le pneumothorax des conscrits ; d'autres lésions : le ramolissement des infarectus, la syphilis pulmonaire, la dilatation bronchique et surtout les tubercules ramollis, sont autant d'amorces toutes prêtes à une rupture du poumon ; la cause déterminante peut en être un simple effort de toux.

La pneumonie peut-elle créer ce point de moindre résistance capable de donner lieu à une brèche pulmonaire ? Bien entendu, et encore une fois, nous éliminons le cas d'abcès pulmonaire secondaire à l'hépatisation ; nous ne retenons que le cas de pneumonie franche où un lobe est infiltré de substance fibrineuse qui remplit les alvéoles et fait du lobe atteint un bloc solide, dès lors inaccessible au courant respiratoire. La nature même de la lésion et l'absence d'air montrent avec évidence que, au niveau même de l'hépatisation, la production d'un pneumothorax est impossible. Il faut donc admettre que seules les régions avoisinantes, la portion saine du poumon, est à mettre en cause. Et encore, est-ce bien « portion saine » que nous devons dire ? Saine d'infection pneumococcique et pas plus.

Là encore, nous nous reporterons à nos observations de base. Le malade de MM. Bouchut et Contamin présentait peu d'antécédents ; encore toussait-il depuis quelques mois, surtout la nuit, et se sentait-il un peu essoufflé. Cela suffit bien à faire penser qu'il était porteur de lésions de broncho-alvéolite, avec les lésions d'emphysème compensateur qui ne manquent pas d'accompagner cet état chronique du poumon. Le procès-verbal d'autopsie du malade de MM. Ménétrier et Pascano est encore plus explicite. Le lobe inférieur droit, c'est-à-dire le lobe hépatisé, présentait à la limite de l'hépatisation, deux soulèvements de la plèvre, sous lesquels se trouvaient deux petites cavités à contenu puriforme. D'autre part, les autres lobes présentaient des lésions nettes d'emphysème ; en particulier, sur le lobe moyen, une profusion de vésicules très distendues formaient une tumeur de trois à quatre centimètres de diamètre ; on y voyait de grandes alvéoles à parois minces incomplètement cloisonnées. Le poumon gauche montrait aussi des lésions nettes d'emphysème ; de plus il existait dans les deux poumons des tubercules fibreux, des noyaux crétacés, et au sommet droit, toute une zone de sclérose d'origine tuberculeuse ; enfin, le cœur droit était dilaté. Voilà bien le tableau d'un emphysème étendu chez un ancien tuberculeux. Tout porte donc à croire que c'est au niveau de ces zones d'emphysème, et sous l'excès de travail respiratoire occasionné par la restriction du champ d'hématose, que s'est produit le pneumothorax.

On peut donc dire ceci ; pour qu'un pneumothorax survienne chez un malade atteint de pneumonie
franche, il faut que le poumon présente, en outre,
des vésicules emphysémateuses parapleurales ; la
présence d'une hépatisation qui occupe tout un lobe,
et par là l'immobilise au point de vue de l'activité
respiratoire, rétrécit la superficie pulmonaire utili-
sable par le sujet, d'où excès de travail pour les
lobes non atteints ; la pression se répartit sur une
moindre superficie, et comme cette superficie présente précisément des régions de moindre résistance, le premier effort violent de toux provoquera
la déchirure de quelque alvéole distendue en bordure :
le pneumothorax se trouve constitué. On comprend
même que de minimes lésions d'emphysème suffi-
sent pour produire cet accident, au début de la
pneumonie.

De ce développement, il ressort que le pneumothorax, au cours d'une pneumonie franche, n'est pas,
à proprement parler, une complication de cette dernière affection. Cliniquement, il agit comme tel, en
ce sens qu'aux phénomènes de gêne respiratoire de la pneumonie, il vient ajouter ceux qui lui
sont propres ; mais anatomiquement, la pneumonie
ne produit pas le pneumothorax comme elle produit,
par exemple, une réaction pleurale et l'épanchement
qui en découle. Le pneumothorax n'est pas fait de la
substance de la pneumonie ; il ne procède pas de l'infection pneumococcique et, s'il en présente les caractères microscopiques, diplocoques dans le liquide
secondaire, c'est uniquement par propagation de

voisinage, il reste néanmoins un accident dû à des lésions antérieures à l'hépatisation ; celle-ci en provoque le déclenchement. L'emphysème représente le pneumothorax en puissance ; la pneumonie en est la cause déterminante.

CONCLUSIONS

I. — Un pneumothorax bénin peut évoluer au cours d'une pneumonie lobaire fibrineuse. Les cas en sont rares ; ils existent néanmoins.

II. — Le pneumothorax occupe toute la scène clinique. La pneumonie n'est représentée que par la courbe thermique et l'image radioscopique.

III. — Le pneumothorax peut être confondu avec les signes de skodisme, le pseudo-amphorisme des grandes cavernes, et la sonorité stomacale. Le diagnostic de sa coexistence avec une pneumonie est toujours difficile.

IV. — Le pronostic revêt des caractères de bénignité. Il doit être réservé, cependant, en raison de l'aggravation de la dyspnée qu'apporte le pneumothorax.

V. — Le pneumothorax est dû à l'emphysème préexistant chez le malade, et déterminé par l'effort respiratoire qu'occasionne la pneumonie.

BIBLIOGRAPHIE

BARJON, LANGERON et GARNIER. — Pneumothorax secondaire d'origine traumatique. Eosinophilie pleurale.
Guérison. (*Lyon Médical*, 11 janvier 1911).

BERNHEIM. — Leçons de clinique médicale.

BOUCHUT et CONTAMIN. — Le pneumothorax dans la pneumonie franche. (Société médicale des hôpitaux de
Lyon, séance du 15 février 1921, in *Journal de médecine de Lyon*, 5 avril 1921).

DESJARDINS. — Du pneumothorax dans la pneumonie et
la bronchopneumonie. (Thèse de Nancy, 1899-
1900).

GAILLIARD. — Le pneumothorax (in *Traité de Médecine* de
Brouardel et Gilbert).

— Le pneumothorax. (Bibliothèque Charcot-Debove).

— Les formes cliniques du pneumothorax. (*Gazette
des hôpitaux*, 1905).

GRISOLLE. — Traité de la pneumonie (1864).

HIRSCHFELD. — Respiration amphorique dans la pneumonie fibrineuse. Pneumothorax. (*Austral. Med.
Gaz.*, 1898(.

LAENNEC. — Traité de l'auscultation médiate.

MÉNÉTRIER et PASCANO. — Pneumonie et pneumothorax.
(Société médicale des hôpitaux de Paris, 23 juillet
1905).

Ménétrier et Stévenin. — Pneumonie (in *Nouveau Traité de Médecine*, Royer, Widal et Teissier, fascicule I).

Oddo. — Médecine d'urgence.

Rodsajewski. — Pneumonie de la base droite, pneumo-thorax. Guérison. (*St-Pétersburg, Méd. Woche*, 1886).

William Stokes. — A treatise on the diagnosis and treat-ment of diseases of the Chest (1837).

TABLE DES MATIÈRES

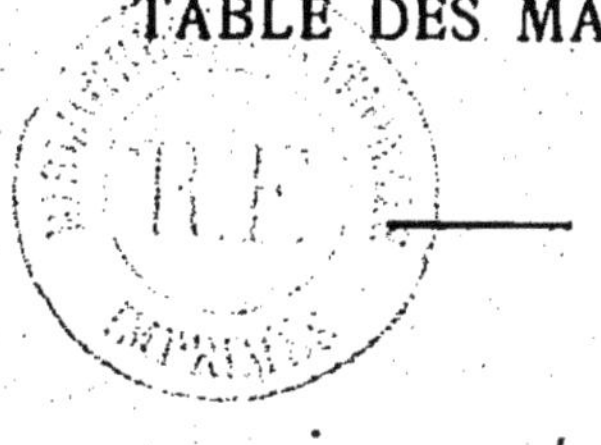

TRÉVOUX. — IMPRIMERIE J. JEANNIN